DU MODE D'ACTION

DU

SALICYLATE DE SOUDE

DANS LE TRAITEMENT

DU

RHUMATISME ARTICULAIRE AIGU

PAR

LE PROFESSEUR A. VULPIAN

Doyen de la Faculté de médecine de Paris, médecin de l'hôpital de la Charité,
Membre de l'Institut et de l'Académie de médecine, etc., etc.

PARIS

LIBRAIRIE OCTAVE DOIN

8, PLACE DE L'ODÉON, 8

1881

DU MODE D'ACTION

DU

SALICYLATE DE SOUDE

DANS LE TRAITEMENT

DU

RHUMATISME ARTICULAIRE AIGU

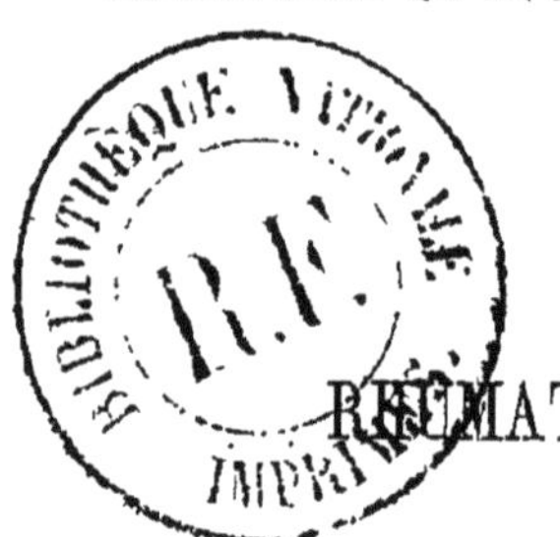

PAR

LE PROFESSEUR A. VULPIAN

Doyen de la Faculté de médecine de Paris, médecin de l'hôpital de la Charité,
Membre de l'Institut et de l'Académie de médecine, etc., etc.

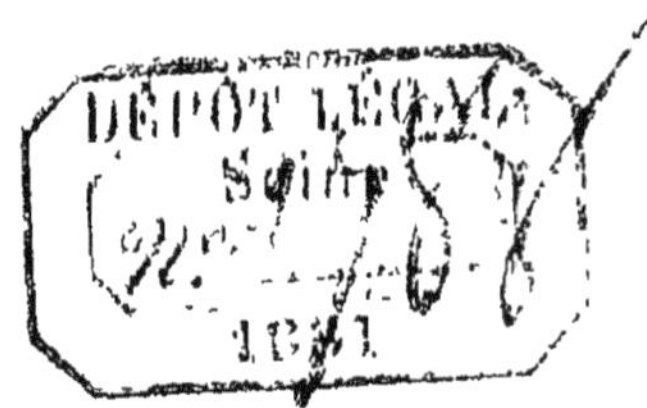

PARIS

LIBRAIRIE OCTAVE DOIN

8, PLACE DE L'ODÉON, 8

1881

DU MODE D'ACTION

DU

SALICYLATE DE SOUDE

DANS LE TRAITEMENT

DU

RHUMATISME ARTICULAIRE AIGU[1]

Il y a cinq ans environ que M. Buss et M. Stricker ont fait connaître l'action curative exercée par le salicylate de soude. Des études entreprises dans tous les pays ont confirmé les résultats annoncés par les médecins. En France, comme ailleurs, on soumettait bientôt cette médication à de nombreux essais. M. le professeur Germain Sée communiquait à l'Académie de médecine, le 2 juin 1877, un mémoire très intéressant, contenant le résumé de ses propres recherches sur le traitement du rhumatisme articulaire, de la goutte, etc., par le salicylate de soude. On peut dire que c'est depuis ce moment surtout que le salicylate est entré, chez nous, dans la thérapeutique courante.

Aujourd'hui, il y a accord unanime sur l'efficacité de l'emploi du salicylate de soude dans le traitement du rhumatisme articulaire aigu, et ce serait du temps perdu que de rapporter de nouveaux faits plus ou moins analogues à ceux que chaque médecin a pu observer dans sa propre pratique. Aussi n'est pas là le but de cet article. Il m'a paru utile d'examiner les diverses théories qui ont été proposées pour expliquer l'action curative exercée par ce sel dans les cas dont il s'agit, et de chercher s'il est une de ces théories qui puisse, d'une façon satisfaisante, rendre compte de cette action.

Avant de nous engager dans l'examen critique des théories

(1) Cet important travail vient de paraître dans le *Journal de pharmacie et de chimie.*

en question, il nous faut établir l'étendue et les limites du champ de l'activité thérapeutique du salicylate de soude.

On sait que ce sel, prescrit à la dose de 4, 6, 8 grammes par jour, dans des cas de rhumatisme articulaire aigu bien franc, fébrile, multi-articulaire, plus ou moins mobile, produit un soulagement des plus rapides. L'amélioration se fait souvent sentir au bout de vingt-quatre heures, parfois plus tôt encore. Les souffrances si vives qui caractérisent d'ordinaire cette sorte de rhumatisme s'amendent tout d'abord. Il n'est pas rare de voir un malade qui, le jour où l'on commence le traitement par le salicylate, ne pouvait pas imprimer le plus léger mouvement aux jointures atteintes à cause des douleurs aiguës qu'il y éprouvait aussitôt, mouvoir librement, dès le lendemain, ces mêmes articulations. Quel soulagement !

Le sommeil est à peu près impossible dans le rhumatisme articulaire aigu : dès que le malade s'endort, les exacerbations habituelles de la douleur continue dont les articulations sont le siège, provoquent un mouvement réflexe, défensif pour ainsi dire, destiné à modifier l'attitude de ces jointures ; ce mouvement détermine aussitôt une douleur violente, d'où un réveil en sursaut. Le salicylate de soude, en apaisant la douleur, rend le sommeil au malade. La fièvre ne tarde pas à décroître ; les sueurs disparaissent, l'appétit renaît. Le gonflement des jointures s'efface au bout de peu de temps et le malade recouvre bientôt complètement la santé.

La guérison du rhumatisme articulaire aigu, lorsqu'il est traité par le salicylate de soude, a lieu souvent en trois ou quatre jours ; dans quelques cas, elle est plus prompte encore, et toutes les manifestations de la maladie ont disparu au bout de quarante-huit heures ; à peine reste-t-il encore un peu de tuméfaction des régions articulaires qui ont été envahies.

Ces résultats remarquables s'obtiennent, quel que soit l'âge des malades. M. G. Sée a bien montré que le salicylate de soude agit avec autant d'efficacité sur les enfants que sur les adultes. La pratique des médecins des hôpitaux d'enfants, de MM. Archambault, Bergeron, Cadet de Gassicourt et de tous leurs collègues, ne saurait laisser le moindre doute à cet égard. Voici une des conclusions d'une thèse faite sous la direction de M. Archambault : « Dans le rhumatisme articulaire, aigu ou subaigu, et dans le rhumatisme scarlatineux, la douleur, la rougeur, le gonflement, disparaissent en moyenne après deux ou trois jours, sous l'influence de la médication salicylée (1). »

On voit, dans cette conclusion, le rhumatisme scarlatineux figurer à côté du rhumatisme articulaire aigu, pour la rapidité avec laquelle il cède au salicylate de soude. Il n'en est pas de même de toutes les variétés d'affections rhumatismales ou rhumatoïdes aiguës.

L'affection connue sous le nom de rhumatisme blennorrhagique, par exemple, résiste absolument, dans la plupart des cas, à l'action de la médication salicylée. M. G. Sée l'avait constaté dans son mémoire de 1877. J'avais dejà essayé alors et j'ai essayé bien des fois, depuis cette époque, de traiter à l'aide du salicylate de soude des malades atteints de cette affection, et j'ai toujours échoué. Parmi ces malades, il s'en trouvait cependant chez lesquels le rhumatisme blennorrhagique se présentait avec des caractères très analogues à ceux du rhumatisme articulaire aigu. Il s'agissait de cas dans lesquels l'affection articulaire avait débuté assez brusquement et avait envahi, en quelques jours, plusieurs articulations. Les jointures étaient tuméfiées, rouges, chaudes, très douloureuses; les phénomènes locaux offraient, je le répète, une grande ressemblance avec ceux du rhumatisme vrai; il y avait de l'insomnie, de la perte d'appétit : la fièvre toutefois était, en général, moins intense que dans cette dernière maladie. Le salicylate de soude, prescrit à la dose de 6 et 8 grammes par jour, ne déterminait, dans la plupart des cas, aucun soulagement notable; ou bien, si les douleurs étaient un peu calmées, ce n'était qu'une amélioration très passagère, bientôt suivie d'une reprise tout aussi aiguë qu'auparavant.

Le salicylate de soude, comme l'a montré M. G. Sée, produit, au contraire, de très bons effets dans le traitement des accès aigus de goutte. Il guérit souvent ces accès en peu de jours, aussi rapidement que les attaques de rhumatisme articulaire aigu.

C'est donc surtout dans le rhumatisme articulaire aigu et dans la goutte aiguë que le salicylate de soude se montre d'une incontestable efficacité. Pour en juger, il suffit de comparer la durée du rhumatisme articulaire aigu et des accès de goutte aiguë, lorsque ces affections sont soignées au moyen du salicylate, à

(1) J. Deseille, *De la médication salicylée dans le rhumatisme chez les enfants*. Thèse inaugurale, Paris, 1879, n° 494.

leur durée, soit lorsque ces affections sont laissées à elles-mêmes, soit lorsqu'on met en usage toute autre espèce de traitement.

Les accès de goutte aiguë ont assurément une durée assez variée, lorsque le malade n'est soumis à aucune médication; mais, en moyenne, ces accès durent bien de dix à quinze jours. Certains modes de traitement peuvent abréger cette durée; mais aucun d'eux peut-être n'a la même constance d'action que le salicylate de soude et, en outre, il n'est peut-être pas un seul de ces moyens qui soit aussi inoffensif que ce sel, aux doses où on le prescrit.

Quant au rhumatisme articulaire aigu, sa durée est variable aussi et cela explique, en partie, les illusions que se sont faites des médecins qui, à diverses époques, ont cru avoir trouvé des remèdes héroïques contre cette maladie. J'ai vu, surtout chez de jeunes sujets, mais dans des cas très rares, des attaques de rhumatisme articulaire aigu, polyarthritique, s'annonçant avec tout l'appareil symptomatique des attaques de forte intensité et de longue durée, prendre fin au bout de quelques jours, sans que cette prompte terminaison pût être expliquée par le traitement qui avait été prescrit. Si l'on considère, non les cas exceptionnels, mais les cas ordinaires, l'ensemble de ces derniers cas, on peut dire que le rhumatisme articulaire aigu a une durée de deux à trois septénaires environ, durée parfois un peu plus courte et souvent plus longue. L'abréviation de la durée de la maladie sous l'influence du traitement par le salicylate de soude est tout à fait incontestable; car la guérison, comme nous l'avons dit, a lieu, dans ces conditions, en deux, trois, quatre ou cinq jours. Les cas où le rhumatisme articulaire aigu, en tant qu'affection des jointures, se prolonge au-delà de cinq jours, lorsque le salicylate a éte pris aux doses convenables, sont des cas exceptionnels et relativement très rares.

Est-il besoin de faire ressortir toute l'importance d'aussi heureux résultats? Le rhumatisme articulaire aigu est une des maladies les plus pénibles par la nature et la vivacité des douleurs, par l'immobilisation des parties atteintes, par les insomnies qu'entraînent les douleurs, sans parler des sueurs, de la fièvre, etc. N'est-ce pas déjà un grand bienfait que d'abréger de pareilles tortures? D'un autre côté, on sait que le rhumatisme articulaire aigu est une des maladies qui agissent le plus puissamment sur le sang, pour y détruire les érythrocytes, à tel point que deux ou trois jours après le début de l'affection des jointures, on constate à peu près constamment tous les signes d'une anémie globulaire commençante. Cette anémie augmente les jours suivants et devient bientôt très prononcée. Aussi, la convalescence du rhumatisme articulaire est-elle lente, à cause de l'appauvrissement éprouvé par le sang pendant la période de l'acuité de la maladie. Il faut ajouter que le malade a dû se soumettre par nécessité à une diète plus ou moins sévère qui a puissamment contribué à l'affaiblir. Le salicylate de soude, en diminuant, dans d'énormes proportions, la durée du rhumatisme, arrête à ses débuts le travail de destruction des globules rouges du sang (1), et comme le malade, si le traitement est institué dès le premier jour de l'affection, n'a subi une diète plus ou moins complète que pendant un très petit nombre de jours, la convalescence le trouve à peine affaibli, avec un sang assez riche encore en globules rouges, et il rentre très rapidement en possession de son état antérieur de santé. Enfin, pour ne parler que de ce qu'il y a de plus frappant dans les avantages du traitement par le salicylate de soude, on peut supposer que ce traitement, en faisant cesser la maladie au bout de très peu de jours, diminue notablement le nombre proportionnel des complications cardiaques ou autres. C'est un point sur lequel nous aurons à revenir tout à l'heure.

J'ai déjà cité le rhumatisme blennorrhagique aigu comme une affection rhumatoïde sur laquelle le salicylate de soude ne paraît pas avoir d'action ou n'en a qu'une inconstante et insignifiante. Ce n'est pas la seule affection des jointures qui soit dans ce cas.

Le rhumatisme articulaire subaigu offre lui-même une assez grande résistance à l'influence de la médication salicylée. Si cette médication produit de bons effets dans un certain nombre de cas de cette affection, il en est d'autres dans lesquels les effets sont à peu près nuls ou passagers. On voit que la puissance curative du sel est bien moins grande dans cette forme du rhumatisme que dans le rhumatisme articulaire aigu franc.

Le rhumatisme articulaire chronique primitif, soit des grandes, soit des petites jointures, n'est d'ordinaire modifié en rien par le salicylate de soude : il en est de même dans cette forme particulière

(1) M. G. Sée, parlant des effets du traitement par le salicylate sur les complications, s'exprime ainsi : « L'anémie rhumatismale manque totalement. »

qu'on a appelée du nom de rhumatisme noueux ou goutteux, que les petites jointures interphalangiennes soient surtout prises (rhumatisme d'Heberden) ou que l'affection s'étende aux autres jointures. Il y a là, du reste, des questions de nosotaxie qui sont loin d'être entièrement résolues. Il ne faut pas accepter sans réserves la dénomination commune de *rhumatisme* qui a été donnée à ces diverses affections des jointures; il n'y a peut-être qu'un faux semblant de parenté entre elles, et, en tout cas, il y a là matière à discussion. Parmi ces affections il en est une cependant qui paraît bien être de la famille du rhumatisme articulaire aigu, c'est le rhumatisme chronique primitif des grandes jointures. Il se rattache au vrai rhumatisme par des liens assez étroits ; il ne diffère pas, ou ne semble pas différer du rhumatisme articulaire chronique consécutif, et il n'est pas difficile de reconnaître qu'il y a des cas qui forment une transition graduelle entre ces deux sortes de rhumatisme chronique. Cette transition est établie par une série de faits dans lesquels on voit l'attaque initiale de rhumatisme articulaire aigu devenir de moins en moins franche.

Dans le rhumatisme articulaire chronique des grandes jointures, lorsqu'il est consécutif, l'affection passe de temps en temps, parfois à des époques presque réglées, à l'état aigu : au lieu d'un endolorissement plus ou moins marqué, le malade éprouve des douleurs plus ou moins vives dans les jointures atteintes, qui se tuméfient; la peau qui les recouvre devient rouge et chaude ; en même temps, un mouvement fébrile, assez léger d'habitude, peut se produire, avec tous les symptômes qu'entraîne la fièvre, et cette période d'acuité peut durer plusieurs jours ou quelques semaines. Le salicylate de soude a été essayé bien souvent dans ces cas. M. Stricker avait dit que ce sel n'a aucune influence sur le rhumatisme articulaire chronique et mon expérience personnelle m'autorise à confirmer d'une façon générale l'assertion de ce médecin. C'est principalement dans les cas d'exacerbation aiguë du rhumatisme chronique que j'ai prescrit le salicylate et j'ai eu l'occasion de le prescrire un grand nombre de fois. Je n'ai jamais observé un seul cas de guérison durable de ces redoublements aigus de la maladie. J'ai bien vu, dans quelques cas, un apaisement considérable des douleurs au bout de vingt-quatre, quarante-huit ou soixante-douze heures du traitement par le salicylate ; la fièvre diminuait un peu; le sommeil et l'appétit revenaient, et l'on pouvait, un moment, croire que la crise était terminée; mais, bien que l'on fît continuer le traitement, les douleurs et tous les autres phénomènes morbides ne tardaient pas à renaître et le malade était bientôt tout aussi souffrant qu'auparavant. Le plus souvent le soulagement était bien moindre encore ou même était nul. On était obligé d'avoir recours à d'autres agents thérapeutiques, à l'iodure de potassium et à l'arsenic entre autres.

Les manifestations du rhumatisme aigu elles-mêmes ne cèdent pas toutes à l'action du salicylate de soude.

Le rhumatisme musculaire aigu, dans la plupart des cas, est facilement guéri, au dire de plusieurs médecins qui ont employé ce traitement, par le salicylate de soude, aussi bien chez les adultes que chez les enfants. J'ai fait trop rarement usage de ce sel, en pareille occurrence, pour avoir pu me faire une opinion sur ce point.

Les névralgies dites *rhumatismales* sont, en général, assez réfractaires à l'action du salicylate. On cite, il est vrai, un certain nombre de cas de guérison, et l'on n'est pas en droit, par conséquent, de refuser toute influence curative à cette médication; mais si l'on veut bien comparer le nombre des insuccès à celui des succès, on verra que le premier nombre l'emporte considérablement sur le second.

J'ai vu le salicylate de soude produire de très bons effets dans un cas de méningo-myélite rhumatismale de la région dorso-lombaire; il faudrait évidemment un certain nombre de cas de cette sorte traités avec le même succès, pour pouvoir affirmer l'efficacité du salicylate dans ces conditions.

La médication salicylée ne produit aucune modification dans les cas de paralysie dite *rhumatismale*.

Elle est tout aussi impuissante contre les affections cutanées que l'on rattache, sous le nom d'*arthritides*, au rhumatisme articulaire.

Mais ce qu'il importe de noter surtout, c'est que le salicylate de soude n'exerce, pour ainsi dire, aucune influence sur les manifestations viscérales du rhumatisme articulaire aigu. C'est encore là un point qui a frappé tous les observateurs et qui a été signalé dans la plupart des publications faites sur les effets de cette médication. J'ai bien souvent aussi constaté l'inefficacité du salicylate sous ce rapport et j'ai appelé, à plusieurs reprises, l'attention des personnes qui fréquentent mon service à l'hôpital de la Charité, sur l'intérêt que présente ce fait.

Cette impuissance du salicylate de soude est incontestable, lorsqu'il s'agit des manifestations cardiaques du rhumatisme. Ces manifestations sont si habituelles, qu'on s'est demandé si l'on devait les considérer comme des complications et s'il n'était pas plus rationnel de les regarder comme des déterminations locales particulières du rhumatisme. Leur fréquence s'accorde assez mal avec l'idée qu'on a coutume de se faire des complications des maladies et, d'autre part, on voit, bien que ce soit exceptionnel, des attaques de rhumatisme aigu qui débutent par une péricardite, une endocardite ou une endopéricardite; on voit même, et cela est encore plus rare, des atteintes de rhumatisme qui consistent dans l'une ou l'autre de ces affections cardiaques et dont la nature n'est révélée que par les attaques ultérieures de rhumatisme articulaire aigu véritable.

Chez certains malades, affectés de rhumatisme articulaire aigu et traités par le salicylate de soude, on peut avoir reconnu, avant le début du traitement, une inflammation de l'endocarde ou du péricarde, ou de ces deux membranes. Au bout de deux ou trois jours, les douleurs des jointures ont disparu, le gonflement a diminué, la congestion et la chaleur des téguments des régions articulaires n'existent plus ; les phénomènes morbides cardiaques persistent, au contraire ; ils peuvent même avoir pris plus d'intensité, par suite de la marche progressive de l'inflammation que le médicament n'a en rien entravée.

Il est d'autres cas dans lesquels on n'observe aucun bruit anormal au niveau du cœur, lorsqu'on institue le traitement par le salicylate : mais pourtant les battements du cœur sont plus fréquents que le degré de la fièvre ne l'aurait fait supposer ; les bruits sont inégaux, parfois irréguliers ; il y a un sentiment de gène à la région précordiale. Dans ces cas, il est permis encore de soupçonner un début d'affection cardiaque et, en effet, malgré le salicylate, cette affection ne tarde pas à se dégager et elle évolue comme si ce médicament n'avait pas été prescrit.

Chez d'autres malades atteints de rhumatisme articulaire aigu, on fait prendre le salicylate à un moment où aucun phénomène morbide ne semble indiquer une menace de manifestation cardiaque de l'affection : les arthrites rhumatismales disparaissent rapidement; les malades sont dans un état de bien-être relatif qui annonce une guérison à peu près complète. Cependant, le jour même où les jointures ont repris presque toute leur liberté de mouvement, ou le lendemain, ou deux ou trois jours après, le pouls devient plus fréquent, le convalescent éprouve un peu de malaise général, quelques palpitations : le cœur se prend, même alors qu'on n'a pas interrompu le traitement par le salicylate de soude, et l'affection cardiaque peut être tout aussi intense que si elle s'était produite chez un rhumatisant dans d'autres conditions comme époque d'invasion ou comme traitement antérieur. Dans tous ces cas, si le traitement par le salicylate de soude est continué après que l'affection du cœur est entrée en pleine évolution, on constate que ce médicament n'a aucune influence sur la marche, la durée et les suites de cette affection.

Ces faits de manifestations cardiaques tardives sont-ils aussi fréquents, lorsqu'on fait usage du salicylate de soude pour le traitement du rhumatisme articulaire aigu, que lorsqu'on emploie toute autre médication ? C'est là une question à laquelle il est difficile de répondre nettement, faute de données précises de statistique. S'il était démontré que la fréquence des complications cardiaques tardives est moins grande, comme cela est probable, chez les malades traités par le salicylate que chez ceux qui sont soumis à d'autres traitements, on pourrait considérer ce résultat comme un des plus grands bienfaits de cette nouvelle médication, car ce sont, en grande partie, ces complications qui font du rhumatisme articulaire aigu une des plus redoutables maladies.

Le salicylate de soude n'a non plus aucune influence bien nette sur les autres complications viscérales du rhumatisme articulaire aigu, par exemple sur la pleurésie rhumatismale, sur la péritonite rhumatismale, ou sur l'encéphalopathie rhumatismale (1).

Pour ce qui concerne la pleurésie rhumatismale surtout, j'ai observé un certain nombre de faits, tous concordants, qui prouvent nettement que cette complication du rhumatisme n'est en rien modifiée par le salicylate de soude. Chez un de mes ma-

(1) Plusieurs essais, tentés à l'aide de doses suffisantes de salicylate de soude, seraient nécessaires pour juger de l'action du salicylate sur les accidents cérébraux du rhumatisme.

lades, une pleurésie s'est déclarée au moment où, sous l'influence du médicament, les accidents locaux dont les jointures étaient le siège avaient à peu près disparu. L'inflammation pleurale avait débuté d'un seul côté ; on n'avait pas interrompu le traitement : l'autre plèvre s'était prise au bout de deux jours, alors que celle qui avait été atteinte la première paraissait être revenue à l'état normal. La pleurésie était peu étendue ; il y avait peu d'épanchement d'abord. Bientôt elle était devenue bilatérale et l'épanchement augmentait graduellement et assez rapidement des deux côtés. On avait essayé, tout en persévérant dans l'emploi du salicylate à la dose de 6 grammes, de s'opposer aux progrès de l'épanchement, à l'aide de révulsifs cutanés, de purgatifs et d'agents réputés diurétiques ; on avait cherché à agir sur les jointures à l'aide de frictions d'huile de croton faites sur les genoux. Tous les efforts échouèrent, et le malade mourut une dizaine de jours après le début de sa pleurésie.

Je viens d'indiquer, d'une façon succincte, l'étendue et les limites du champ de l'action thérapeutique du salicylate de soude. C'est de cette action thérapeutique que plusieurs médecins ont cherché à rendre compte en proposant des explications dont nous pouvons maintenant examiner la valeur.

Pour plusieurs médecins, le salicylate de soude serait doué de propriétés anesthésiantes, et ce serait en vertu de ces propriétés qu'il agirait sur le rhumatisme articulaire aigu. On rappelle à l'appui de cette explication que la douleur des jointures enflammées est le premier symptôme du rhumatisme qui disparaisse sous l'influence de la médication salicylée ; les autres phénomènes morbides, gonflement, rougeur et chaleur des régions articulaires, ne s'atténuent qu'ensuite, en même temps que la fièvre s'éteint. La douleur serait le symptôme principal, dominant, qui conditionnerait tous les autres. Le salicylate, en agissant sur les douleurs articulaires du rhumatisme aigu franc, combattrait par conséquent du même coup toutes les manifestations de la maladie.

Le salicylate de soude exerce-t-il réellement une influence paralysante sur la sensibilité ? Nous ne pouvons puiser, pour le savoir, qu'à deux sources d'information : l'expérimentation et l'observation clinique.

Que disent les expériences ? Le salicylate de soude a été, sous ce rapport, l'objet de nombreuses études. On l'a fait absorber à divers animaux, par l'estomac, par le rectum; on l'a injecté dans les veines.

Le résultat général de ces recherches, c'est que le salicylate de soude n'a point d'action spéciale sur la sensibilité. J'ai vu les expériences faites dans mon laboratoire par MM. Bochefontaine et Blanchier : elles m'ont semblé tout à fait décisives à cet égard.

Les observations recueillies au lit du malade ne parlent-elles pas d'ailleurs très nettement dans le même sens? Assurément, il n'est pas difficile de réunir un certain nombre de faits dans lesquels des douleurs ont disparu par suite d'un traitement par le salicylate de soude. Ainsi, nous avons vu que non seulement ce traitement calme et guérit les douleurs articulaires du rhumatisme articulaire aigu et de la goutte aiguë, mais qu'il agit encore de la même façon sur les douleurs du rhumatisme musculaire et, dans quelques cas, sur les douleurs des névralgies rhumatismales : on l'a vu apaiser les douleurs du *tabes* dorsal, faire disparaître certaines céphalalgies, etc.

Mais, pour prouver que le salicylate de soude est véritablement anesthésiant, il faudrait que les faits cliniques fussent absolument concordants ; il faudrait avoir reconnu que ce sel apaise, d'une façon constante, toutes les douleurs, de quelque origine qu'elles soient; il faudrait même que l'on eût observé que, sous l'influence de hautes doses de cette substance, la sensibilité cutanée est plus ou moins affaiblie.

En est-il ainsi? Aucun médecin, je crois, n'a jamais vu de l'anesthésie cutanée générale ou limitée se produire chez les malades soumis à de fortes doses de salicylate de soude. Les seules atteintes de la sensibilité qui aient été observées, dans ces conditions, sont des troubles auditifs plus ou moins analogues à ceux que produit le sulfate de quinine, et plus rarement des troubles visuels ; mais ce ne sont pas même des effets d'affaiblissement de l'ouïe et de la vue ; ce sont des résultats soit, comme l'admettent certains médecins, de modifications circulatoires produites dans l'encéphale ou dans les organes des sens eux-mêmes, soit d'une action exercée par le salicylate sur les éléments anatomiques de ces organes ou de leurs centres nerveux.

On pourrait prétendre, il est vrai, que le salicylate de soude n'agit pas sur la sensibilité lorsqu'elle est dans l'état normal et qu'il n'a d'influence que lorsqu'elle est excitée jusqu'au degré où la douleur commence.

Cette hypothèse n'est pas inadmissible en principe. Il est clair que, lorsqu'il y a douleur, la substance organisée et vivante du tube nerveux sensitif, ou de son appareil terminal, ou de son appareil central, suivant le siège ou le point de départ de la souffrance, a subi une modification particulière, tout à fait inconnue, qui détermine cette douleur. Un médicament qui ne produit pas d'effets reconnaissables, lorsqu'il s'agit de cette substance à l'état normal, peut, au contraire, en produire un très net, — l'apaisement de la souffrance, — lorsque son action s'exerce sur cette même substance, modifiée comme elle l'est dans le cas où elle devient douloureuse.

Mais il ne suffit pas de montrer que cette hypothèse, à tout prendre, n'est pas inacceptable : il faut encore et surtout qu'elle ne soit pas ébranlée par le contrôle sérieux des faits. Or, ce contrôle la renverse immédiatement. Il est facile effectivement de montrer que le salicylate de soude ne calme et ne fait disparaître que certaines douleurs, tandis qu'il n'a aucune action sur certaines autres.

Si le salicylate a débarrassé quelques malades de la céphalalgie qui les tourmentait, c'est là un résultat exceptionnel : dans la plupart des cas, ce sel n'a aucune influence sur le mal de tête; il peut même, comme je l'ai vu, guérir un accès de céphalalgie chez un malade et être absolument impuissant plus tard, lors d'un accès en apparence tout à fait semblable au précédent. Je rappellerai aussi que, le plus souvent, les douleurs du *tabes dorsalis* ne sont en rien modifiées par ce médicament ; qu'il en est ordinairement de même de celles qu'on observe dans les cas de névralgies, rhumatismales ou non, et dans les cas de pleurésie rhumatismale ; que les douleurs articulaires elles-mêmes, dans les cas de l'affection des jointures dite *rhumatisme blennorrhagique*, opposent une résistance complète à l'action du salicylate ; et enfin que ce médicament n'exerce qu'une influence passagère, lorsqu'elle n'est pas nulle, sur les exacerbations aiguës du rhumatisme articulaire chronique. Comment croire, en présence de telles constatations, que l'action curative du salicylate de soude sur le rhumatisme articulaire aigu soit due aux propriétés anesthésiantes de ce sel ?

Ces arguments n'auraient plus le même poids, si l'on supposait que les extrémités périphériques des nerfs articulaires se terminent par des appareils spéciaux, différents, comme constitution physico-chimique, des appareils terminaux des fibres sensitives innervant d'autres tissus. Une telle supposition est très admissible ; on peut même dire qu'elle est vraisemblablement d'accord avec la réalité des faits. Il est donc permis de concevoir, s'il en est ainsi, que le salicylate de soude puisse exercer une action modificatrice, élective dans une certaine mesure, sur ces extrémités nerveuses, lorsqu'elles sont le siège d'une irritation douloureuse. Mais on comprend qu'il s'agit alors d'une hypothèse tout autre que celle qui vient d'être discutée. Il n'est plus question, en effet, de propriétés anesthésiantes, générales en quelque sorte, plus ou moins comparables à celles de l'éther ou du chloroforme, et qui seraient dévolues au salicylate de soude ; ce sel, dans la supposition nouvelle, n'agit que comme pouvant modifier la substance organisée spéciale qui forme les terminaisons vraies des fibres sensitives articulaires, et comme pouvant, par suite, faire disparaître l'irritation dont elles sont atteintes. A ce mode d'explication, nous n'avons réellement à opposer aucun argument décisif. Si le salicylate de soude exerce aussi une action curative sur le rhumatisme musculaire, on peut en rendre compte en admettant que ce sel peut agir non seulement sur les extrémités terminales des nerfs sensitifs articulaires, mais encore sur celles des nerfs sensitifs musculaires. Les autres difficultés qu'on pourrait soulever contre cette manière de voir ne seraient pas non plus insurmontables. Elle me paraît toutefois plus étroite et moins adaptée à l'ensemble des faits dont il s'agit de rendre compte que celle que je proposerai, après avoir examiné toutes les autres tentatives d'explication.

D'après une autre hypothèse, le salicylate de soude agirait aussi sur le système nerveux ; mais ce serait sur l'appareil vasomoteur que porterait l'action de ce médicament.

Quel serait le mécanisme de cette action ? Doit-on supposer que le salicylate détermine une action vaso-constrictive sur les vaisseaux dilatés des synoviales articulaires et des tissus circonvoisins ? Si cette supposition était admissible, il faudrait la compléter, en ajoutant que le resserrement de ces vaisseaux a pour conséquence l'arrêt du processus phlegmasique dont les jointures atteintes sont le siège.

Mais le salicylate de soude peut-il produire une constriction vasculaire limitée aux régions articulaires affectées? Cela est pour le moins douteux, car il n'existe aucun fait qui prouve la possibilité d'actions vaso-motrices directes de cette sorte. Aucune expérience, en d'autres termes, n'a montré clairement jusqu'ici qu'un médicament ou un poison peut, une fois absorbé, aller agir isolément et directement sur les nerfs vaso-moteurs de telle ou telle région du corps. On ne se représente même pas bien comment une action de ce genre pourrait s'exercer.

N'est-il pas extrêmement probable que les éléments anatomiques nerveux de tous les centres vaso-moteurs intra-médullaires ont la même constitution, et que, si leur mode d'activité peut être modifié par un agent toxique ou médicamenteux, ils doivent tous subir cette modification, de la même façon? N'est-il pas certain, d'autre part, que tous les petits vaisseaux ont, au fond, la même structure dans toutes les parties du corps et que les nerfs vaso-moteurs se terminent partout de la même manière dans leur tunique contractile, soit qu'il s'agisse de la tunique musculaire des artérioles et des veinules, soit qu'il s'agisse de la paroi des vrais capillaires? Comment une substance médicamenteuse, transportée partout par le sang, agirait-elle directement et d'une façon isolée sur les nerfs vaso-moteurs d'une région particulière du corps? Si l'on pouvait supposer qu'il peut en être ainsi dans le cas où une irritation inflammatoire existe dans un organe, parce que, dans ce cas, les extrémités des nerfs vaso-moteurs seraient modifiées par le fait même de cette irritation, on se trouverait dans l'impossibilité d'expliquer pourquoi la substance en question n'agit pas identiquement sur tous les organes atteints de même; pourquoi, par exemple, le salicylate de soude fait resserrer les vaisseaux des jointures atteintes d'inflammation rhumatismale et n'exerce pas la même influence sur les nerfs vaso-moteurs de la plèvre, du péricarde, de l'endocarde, lorsque ces membranes sont enflammées, aussi, dans le rhumatisme articulaire aigu?

Adopter une pareille hypothèse, ce serait d'ailleurs montrer que l'on se fait illusion sur le rôle des nerfs vaso-moteurs dans le domaine des phénomènes morbides. Le jeu des nerfs vaso-moteurs n'entre jamais en scène qu'une fois l'action engagée. L'utilité de leur intervention est incontestable, puisqu'ils gouvernent l'apport des matériaux nécessaires au travail morbide :

mais cette intervention est secondaire, subordonnée. Dans la maladie dont nous nous occupons, dans le rhumatisme articulaire aigu, c'est l'irritation des tissus qui est le phénomène primitif, dominateur ; les nerfs vaso-moteurs obéissent. Agir sur les nerfs vaso-moteurs des jointures atteintes, si cela était possible, ce ne serait donc attaquer le mal qu'indirectement, en lui restreignant les vivres, pour ainsi dire, et l'influence du salicylate de soude, si elle s'exerçait ainsi, ne serait certainement pas aussi rapide qu'elle l'est en réalité. Je répète, du reste, que la possibilité de cette action directe d'une substance médicamenteuse sur un département de l'appareil vaso-moteur n'a pas été démontrée, qu'elle est extrêmement peu vraisemblable. C'est en influençant le tissu propre de l'organe affecté que telle ou telle substance peut agir, secondairement, sur les nerfs vaso-moteurs qui animent les vaisseaux contractiles de cet organe ; qu'elle peut augmenter ou diminuer, par mécanisme réflexe, le tonus de ces canaux sanguins.

J'ai insisté un peu sur l'hypothèse d'une action directe et plus ou moins isolée produite par le salicylate de soude sur les vaisseaux des jointures atteintes, dans le rhumatisme articulaire aigu, parce qu'elle offrait une apparence scientifique séduisante et qu'il était utile de la démasquer.

L'argumentation précédente n'aurait plus naturellement la même portée, si l'on voulait expliquer les effets curatifs du salicylate de soude par une action de ce sel sur l'ensemble des nerfs vaso-moteurs. Aucun argument théorique ou expérimental ne s'oppose à ce qu'on admette que, par leur influence sur le centre commun du tonus vasculaire, certains sels puissent agir sur l'ensemble des vaisseaux. Mais quel pourrait être le résultat d'un resserrement général des vaisseaux, nécessairement passager, sur les arthrites aiguës rhumatismales ou goutteuses? Et pourquoi ces irritations inflammatoires seraient-elles à peu près les seules modifiées par le salicylate de soude ?

En tout cas, et nous aurions pu commencer par cette observation, il faudrait d'abord prouver que le salicylate de soude agit sur le calibre des vaisseaux. Or, les données connues de l'expérimentation et de l'observation clinique autorisent à nier toute action notable de ce genre.

De combien de médicaments, doués par des médecins fantaisistes de propriétés vaso-motrices, ne pourrait-on pas parler de la même façon ! Existe-t-il même des substances toxiques ou médicamenteuses agissant directement sur l'appareil vaso-moteur ? Est-ce faire preuve d'un scepticisme outré que d'en douter ?

Je n'ai parlé que de l'hypothèse qui attribue au salicylate de soude une action vaso-constrictive : une autre hypothèse suppose que ce sel agit sur les arthrites du rhumatisme articulaire aigu par suite de l'influence qu'il exercerait sur l'ensemble des nerfs vaso-dilatateurs. Voici comment s'exprime, à cet égard, M. Oltramare dans sa thèse inaugurale : « Qu'il nous soit permis cependant d'apporter ici une théorie de l'action du salicylate de soude sur le rhumatisme aigu, en ne nous basant que sur le processus lui-même et l'action physiologique constatée de ce médicament sur les centres vaso-moteurs. Nous avons vu que, sous son influence, la vitesse du courant sanguin augmentait rapidement, ce qui s'explique par une dilatation générale des capillaires, par une action vaso-dilatatrice qu'il est facile de constater après la mort, surtout sur les organes dépendant des nerfs splanchniques. C'est là, ce nous semble, le grand trait d'union qui réunit le rhumatisme et le salicylate ; le premier détermine des hypérémies localisées, le second une hypérémie généralisée ; si, sur un organisme atteint d'une poussée rhumatismale, nous faisons agir un salicylate, nous répartissons dans toute l'économie la masse sanguine qui occupait un département vasculaire limité, d'où diminution de la tuméfaction, de la rougeur et de la douleur, qui n'est qu'un épiphénomène. On comprend alors parfaitement pourquoi plus la lésion est récente et plus l'action du salicylate est manifeste, et on s'explique que dans les cas subaigus et chroniques l'amélioration est très faible ou nulle. Tant que les phénomènes sont d'ordre vasculaire, les effets de ce médicament sont surprenants ; mais, une fois les éléments anatomiques altérés, il n'y a plus de prise que sur l'hypérémie, la lésion persiste et évolue... (1). »

Les assertions qui servent de base à cette théorie sont toutes ou inexactes ou dépourvues de preuves sérieuses. Ainsi, il est certain que le salicylate de soude ne produit pas une dilatation générale des vaisseaux, car on ne voit pas apparaître, chez les malades soumis à l'action de ce sel, une congestion de tout le

(1) H. Oltramare, *De l'action physiologique du salicylate de soude sur la calorification, la circulation et la respiration*. Thèse de Paris, 1879, nº 283.

tégument cutané. Si les viscères sont congestionnés chez les animaux qui ont absorbé de hautes doses de salicylate, rien ne prouve que la congestion dont il s'agit soit le résultat de l'influence de cet agent sur les centres vaso-moteurs, et non l'effet d'un phénomène vaso-dilatateur réflexe. D'autre part, rien ne prouve qu'une dilatation générale des vaisseaux, telle que l'admet M. Oltramare, aurait sur l'affection aiguë rhumatismale des jointures l'influence qu'il suppose. Il faudrait, pour cela, que les autres opinions de l'auteur fussent exactes, et surtout qu'il n'y eût dans les jointures atteintes, pendant un certain temps, qu'une simple congestion sanguine. Mais n'est-ce pas là une manière de voir complètement insoutenable? N'est-il pas évident que le phénomène primordial et dominant est l'irritation, et que, comme je l'ai déjà dit, la dilatation vasculaire n'est qu'un phénomène réflexe secondaire, subordonné et adjuvant? Dans de telles conditions, quelle influence pourrait exercer sur l'état des jointures atteintes d'arthrite rhumatismale une déplétion de leurs vaisseaux sanguins, effectuée par le mécanisme en question et nécessairement faible et passagère? En un mot, cette hypothèse est tout à fait inacceptable.

Est-ce comme antipyrétique que le salicylate de soude agit dans le traitement du rhumatisme articulaire aigu? M. Germain Sée, dans son premier mémoire, affirme que, d'après ses expériences thermométriques, le salicylate de soude ne saurait être considéré comme un antipyrétique. Je me rallie entièrement à l'opinion de mon savant collègue, en ce qui concerne du moins l'explication à chercher pour l'action curative du salicylate de soude, lorsqu'on le prescrit à des malades atteints de rhumatisme articulaire aigu. C'est, assurément, l'état local des jointures qui se modifie tout d'abord chez ces malades; la douleur disparaît en premier lieu, la rougeur des téguments et leur chaleur, au niveau des jointures affectées, diminuent ensuite, et la fièvre, une fois l'état local amélioré considérablement, peut persister encore, dans les cas ordinaires, pendant douze à vingt-quatre heures, tout en subissant un affaiblissement progressif. Dans quelques cas, la fièvre conserve une partie de son intensité première après l'apaisement des douleurs articulaires, et au bout d'un ou deux jours, il se produit soit une reprise de douleurs articulaires, si l'on a cessé le traitement, soit une complication cardiaque ou pleurale, même alors que l'on a maintenu la médication. Le salicylate n'agit donc pas primitivement et directement sur la fièvre rhumatismale ; il ne la modère et ne l'éteint que par l'action qu'il exerce sur l'affection locale des jointures

Mais, en vérité, y a-t-il des médicaments antipyrétiques qui agissent d'une autre façon ? En disant que le salicylate de soude n'est pas un antipyrétique, parce qu'il n'agit sur la fièvre que médiatement, secondairement, ne semblons-nous pas admettre implicitement qu'il y a des médicaments qui influencent immédiatement et primitivement la fièvre ? Sommes-nous réellement en droit de l'admettre ? Il est permis d'en douter. Si nous prenons pour exemple l'action du sulfate de quinine dans le traitement de la fièvre intermittente palustre, ce qui nous fait illusion, c'est que la disparition de la fièvre est le seul effet patent, manifeste, de cette action, et que nous ignorons tout à fait le mécanisme par lequel se produit cet effet. Mais nous concevons bien que la fièvre est l'expression symptomatique d'un certain mode de souffrance de l'organisme ; nous comprenons aussi que cette souffrance est souvent secondaire, et qu'elle est alors provoquée par des modifications morbides des éléments anatomiques de tel ou tel tissu, de tel ou tel organe. Dans l'intoxication palustre, quel est le siège de ces modifications ? Nous n'en savons rien, mais nous sommes forcés de penser qu'elles sont périodiques, intermittentes elles-mêmes, ou qu'elles ont des exacerbations de cette sorte, ce qui augmente encore l'obscurité du sujet. Quoi qu'il en soit, sur quoi porte l'action du sulfate de quinine, dans ce cas ? Est-ce sur la fièvre même, ou, pour parler d'une façon compréhensible, est-ce sur le travail morbide qui se traduit par la fièvre ? Cela n'est pas probable, car s'il en était ainsi, le sulfate de quinine aurait une influence antipyrétique dans toutes les maladies fébriles, ce qui est très loin d'avoir lieu, comme chacun le sait. C'est donc sur les modifications organiques déterminées par l'empoisonnement palustre qu'agit le sulfate de quinine, et c'est en faisant disparaître ces modifications qu'il détruit la cause de la souffrance périodique de l'organisme dont la fièvre intermittente est le symptôme. Le sulfate de quinine n'est donc qu'indirectement antipyrétique.

L'action du froid sur les téguments, dans certaines pyrexies à températures élevées, agit aussi, d'une autre façon il est vrai, mais avec bien moins d'efficacité relative, sur les modifications organiques dont la fièvre est une des manifestations.

Parler de médicaments qui agiraient directement sur la fièvre, ce ne serait rien dire, au vrai sens des mots, et, par conséquent, l'expression *antipyrétique*, appliquée à certains agents thérapeutiques, serait un non-sens, si tout le monde ne s'entendait pas sur la valeur de cette expression.

On pourrait, à la rigueur, regarder le salicylate de soude comme un antipyrétique, lorsqu'on l'emploie dans le traitement du rhumatisme articulaire aigu, si l'abaissement du degré de la chaleur interne et la diminution du malaise général étaient toujours les premiers effets bien saillants qui se produisent sous l'influencé de la médication salicylée ; mais il n'en est rien, nous l'avons déjà dit; la disparition de la douleur des jointures et souvent même leur dégonflement se manifestent avant la chute de la fièvre. Il y a là des effets locaux qui précèdent les effets généraux. Ce n'est donc pas en faisant tomber la fièvre que le salicylate agit sur la maladie ; ce n'est pas comme antipyrétique qu'il exerce une influence si remarquable dans ce cas.

Je n'insisterai pas sur l'opinion des médecins qui attribuent au salicylate de soude une action diurétique. Cette action fût-elle prouvée, on ne voit réellement pas comment la diurèse pourrait déterminer les effets que produit le salicylate de soude dans le rhumatisme articulaire aigu. Est-ce par l'issue abondante d'eau ? Mais nous ne voyons pas que les sueurs abondantes soulagent beaucoup les malades atteints de cette affection. Est-ce en favorisant l'élimination de certains principes que contiendrait le sang et qui joueraient un rôle pathogénique dans le rhumatisme articulaire aigu ? Mais que d'hypothèses à démontrer ! Le sang des rhumatisants contient-il une ou plusieurs substances spéciales, nocives ? Est-ce la quantité d'un des principes normaux du sang qui serait augmentée au point de provoquer des affections locales particulières et des troubles généraux ? L'élimination de ces substances se fait-elle en assez grande abondance par les reins, sous l'influence du salicylate de soude, pour que la maladie en soit rapidement et favorablement amendée ? Aucune de ces questions n'a reçu jusqu'ici la moindre réponse satisfaisante. En outre, une autre question préjudicielle se pose : le salicylate de soude est-il vraiment diurétique ? « Dans un certain nombre de cas, il augmente, dit M. G. Sée, la quantité des urines et paraît agir comme diurétique ; mais cette action est loin d'être constante, et ne saurait être prise en considération pour expliquer l'action antipyrétique, d'ailleurs très douteuse... »

M. Bouchard a constaté aussi que ce médicament, tout en augmentant le poids total des matières extractives, ne modifie pas la quantité d'urine émise dans les vingt-quatre heures.

Si les modifications des urines produites par le salicylate de soude n'ont vraisemblablement aucune importance dans le traitement du rhumatisme articulaire aigu, il n'en est peut-être pas de même lorsqu'il s'agit de la goutte, ou, du moins, il y a là matière à discussion. La goutte est très évidemment liée à la formation d'acide urique en excès et à la présence d'une proportion de cet acide dans le sang plus forte que dans l'état normal. Le quantum d'acide urique dans le sang augmente encore, lors des exacerbations aiguës, et les divers accidents de ces accès aigus paraissent liés à cette accumulation. On peut concevoir *a priori* qu'un agent thérapeutique qui a la propriété d'activer l'élimination de l'acide urique par l'urine puisse exercer une influence favorable sur ces accidents. Or, la proportion d'acide urique dans l'urine est certainement augmentée chez les malades atteints de goutte et traités par le salicylate de soude. M. G. Sée a vu la quantité d'acide urique qu'il estime à 0,80 par litre atteindre 3 grammes pendant trois jours de suite, par suite de la médication salicylée, bien que le régime fût resté le même. Les auteurs sont d'accord en général sur ce résultat du traitement par le salicylate de soude; cependant M. Marrot, à la suite d'études faites dans le service de M. Lasègue, assure que la quantité d'acide urique diminue notablement pendant le traitement du rhumatisme articulaire aigu par le salicylate de soude.

Admettons, avec la majorité des investigateurs, que la proportion d'acide urique dans l'urine des vingt-quatre heures soit augmentée, dans ces conditions : est-ce là le mécanisme par lequel le salicylate de soude influe favorablement sur les accès aigus de goutte? On peut le contester. Il y a certainement autre chose, dans un de ces accès, qu'un dépôt ou une augmentation de dépôt d'urate de soude dans les tissus articulaires : il y a une fluxion articulaire aiguë, ou mieux, une arthrite d'une ou plusieurs jointures et l'on comprend que différents auteurs aient considéré l'arthrite goutteuse aiguë comme la cause et non comme le résultat de la formation ou de l'augmentation du dépôt uratique dans les cartilages articulaires, les synoviales et les cavités des articulations. Cette arthrite aiguë ne peut pas être soulagée en un, deux ou trois jours, parce que les reins, pendant ce temps, auront éliminé chaque jour une quantité d'acide urique triple de celle qu'ils excrètent dans l'état normal. Le mode d'action du salicylate de soude, dans ces cas, doit être le même que dans le rhumatisme aigu. La douleur, comme dans le rhumatisme aigu, est le premier phénomène de la goutte aiguë qui disparaît lorsqu'on fait prendre du salicylate de soude; le gonflement des régions articulaires persiste pendant un certain temps, même quand on n'interrompt pas le traitement: c'est exactement ce qui a lieu aussi dans le rhumatisme articulaire aigu; et, par conséquent, dans la marche des effets du salicylate rien ne s'oppose à ce qu'on admette la même explication pour le mode d'action de ce médicament dans ces deux maladies.

On a admis encore que le salicylate est un dénutritif, parce que, sous son influence, le gonflement des régions articulaires, bien qu'il survive à la douleur, se dissipe néanmoins rapidement. Il ne me paraît pas prouvé qu'il y ait des agents thérapeutiques dénutritifs, ou plutôt je crois que les effets qui ont conduit à dénommer ainsi certains médicaments ne sont que des résultats de la tendance à la restitution du type normal; mais je ne veux pas insister ici sur ce point. Je dirai seulement que la disparition du gonflement articulaire n'est que la conséquence de l'apaisement et de la cessation des phénomènes d'irritation dont les tissus des jointures étaient le siège. Quoi de plus simple que ce retour rapide des parties à l'état normal, lorsqu'il s'agit d'altérations aussi légères que l'œdème collatéral provoqué par la phlegmasie articulaire? Comment voir là un processus dénutritif, provoqué et entretenu par le salicylate de soude?

D'après une autre interprétation, les effets curatifs du salicylate de soude, dans le rhumatisme articulaire aigu, seraient la conséquence de l'action qu'exerce ce sel sur les ferments et sur le protoplasma vivant. C'est du moins l'opinion que je trouve citée, dans une revue critique (1), comme émise par M. Binz. Je ne puis pas discuter cette hypothèse, n'ayant pas pu voir comme elle est formulée par cet ingénieux auteur. Je dois me borner à de brèves remarques. Il est clair que l'on ne serait en

(1) *L'Union médicale*, 31 juillet 1877, p. 168.

droit de chercher à expliquer l'action du salicylate par l'influence qu'il exerce sur les ferments que s'il était prouvé ou seulement probable que le rhumatisme articulaire aigu et la goutte aiguë sont des maladies zymotiques. Or, aucun semblant de preuve n'a encore été allégué en faveur d'une telle théorie. Quant à une action du salicylate sur le protoplasma vivant, elle est à démontrer, et fût-il incontestable qu'aux doses thérapeutiques ce sel exerce une action manifeste de ce genre, malgré l'importance qu'aurait évidemment, au point de vue des explications à trouver, une pareille constatation, il y aurait encore à se demander pourquoi ce médicament ne produit ses effets thérapeutiques, dans toute leur puissance, que lorsqu'il est employé dans le traitement du rhumatisme articulaire aigu, du rhumatisme musculaire aigu, de la goutte aiguë, du rhumatisme scarlatineux. Pourquoi, s'il en était ainsi, n'agirait-il pas aussi de façon à y faire cesser l'irritation, sur le protoplasma des éléments anatomiques de la plèvre, du péricarde, de l'endocarde, etc. ? Le protoplasma, comme je le crois, est-il différent dans ces éléments et dans ceux des synoviales articulaires et des tissus sous-synoviaux? Si on l'admet, la principale difficulté de l'hypothèse disparaîtrait, et cette hypothèse se rapprocherait de celle que je vais proposer. Si, tout au contraire, l'on croit à l'identité du protoplasma dans tous ces éléments, l'hypothèse en question n'est plus défendable.

Je viens de passer en revue un certain nombre de suppositions émises pour expliquer le mode d'action du salicylate de soude dans le traitement du rhumatisme articulaire aigu. J'ai essayé de montrer qu'aucune de ces hypothèses ne répond à toutes les données du problème. Peut-on imaginer une autre supposition qui échappe aux objections que soulevaient toutes celles que nous avons examinées? Il me semble qu'on peut répondre affirmativement. Il suffit d'admettre que le salicylate de soude peut, dans des conditions particulières, exercer sur certains éléments anatomiques une influence spéciale qu'il n'exerce pas sur les autres.

Les éléments anatomiques qui caractérisent chaque organe diffèrent les uns des autres par leur constitution physico-chimique. C'est là une des conditions, la principale sans doute, de la diversité de leurs propriétés physiologiques. C'est pour cela aussi qu'ils sont affectés différemment par les substances solubles, médicamenteuses ou toxiques, que le sang leur conduit.

Lorsqu'un poison est absorbé, la strychnine par exemple, il n'est guère possible d'admettre qu'elle ne pénètre que dans certains éléments anatomiques spéciaux, dans ceux qui concourent à former la substance grise de la moelle épinière et des parties excito-motrices de l'encéphale. A la rigueur, cela serait possible : on pourrait dire que, justement à cause de la constitution physico-chimique particulière de ces éléments, certaines substances qui leur sont amenées par le sang peuvent y pénétrer plus facilement et en plus grande quantité que dans d'autres éléments anatomiques plus ou moins analogues comme apparences histologiques, que dans les cellules de l'écorce grise de l'encéphale, par exemple. D'où l'exaltation des propriétés des cellules des parties excito-motrices de la substance grise des centres nerveux, et l'intégrité relative des phénomènes de la cérébration chez les animaux auxquels on fait absorber un sel de strychnine. Mais cette interprétation ne me paraît pas acceptable. Il est extrêmement probable que si l'on faisait une analyse comparée de la substance grise de la moelle épinière et de celle de l'écorce cérébrale, chez ces animaux, après avoir débarrassé ces substances du sang qu'elles contiennent, on ne trouverait guère de différence entre elles sous le rapport de la quantité de strychnine qui y serait contenue. Je suis loin de nier pourtant qu'il puisse y avoir des différences de cette sorte ; on en constaterait sans doute, si l'on comparait entre elles la substance du foie, celle des reins, celle du cerveau, celle d'un muscle, etc., chez un animal tué par la strychnine. Certaines analyses faites pour d'autres poisons, pour le plomb, l'arsenic, etc., ont démontré que de telles différences peuvent exister, et, comme je l'indiquais tout à l'heure, rien n'est plus facile à comprendre et à expliquer, surtout si l'on ajoute à ce que j'ai dit que non seulement la substance d'un élément anatomique peut opposer plus ou moins de résistance à la pénétration d'un agent toxique particulier, mais qu'encore elle peut retenir et fixer moins facilement que celle d'un autre élément anatomique les molécules de cet agent.

Il est peu probable pourtant, je le répète, que ce soit là, d'une façon générale, la cause principale de la différence entre les agents toxiques et médicamenteux, sous le rapport des effets physiologiques qu'ils produisent.

Suivant toute vraisemblance, les agents toxiques pénètrent dans tous les éléments anatomiques, et si, pour la plupart, ils ne modifient tout d'abord les propriétés physiologiques et le mode d'activité que de certains d'entre eux, cela tient surtout à ce que, soit leur présence dans ces éléments, soit leurs combinaisons plus ou moins passagères avec la substance organisée de ces éléments, y déterminent des changements physiques ou chimiques incompatibles avec le jeu normal de leurs propriétés. Dans les autres éléments anatomiques, en supposant même qu'ils absorbent une plus grande quantité de ces agents toxiques, les modifications produites dans la constitution de leur substance organisée, quelles qu'elles soient, n'entravent pas ou ne troublent pas, au moins dès le début, l'exercice régulier et normal du mode d'activité de ces éléments, ou bien encore ne l'affectent pas de la même façon. C'est là, ce me semble, l'explication la plus acceptable des effets dits *électifs* d'un assez grand nombre d'agents toxiques et médicamenteux.

Si cette manière de voir est légitime, elle permet de rendre compte, sans trop de difficulté, de l'action curative du salicylate de soude dans le rhumatisme articulaire aigu et dans d'autres affections articulaires. On peut supposer, en effet, que ce sel agit d'une façon toute particulière sur les éléments anatomiques des tissus articulaires, c'est-à-dire sur ceux de ces éléments qui sont atteints en premier lieu dans une attaque de rhumatisme articulaire aigu et dont l'irritation inflammatoire joue le principal rôle dans cette maladie (1). La substance organisée et vivante de ces éléments est modifiée par le salicylate, de telle sorte que l'irritation qui caractérise l'arthrite rhumatismale aiguë n'y peut pas naître, et que, si elle y existe déjà, non seulement son évolution est arrêtée, mais encore elle y disparaît avec rapidité.

Cette hypothèse n'a rien d'inacceptable, en principe ; les considérations générales que nous venons d'exposer ne nous paraissent pas pouvoir laisser de doutes à cet égard. Elle a, d'ailleurs,

(1) Je me garderai bien d'invoquer en faveur de cette hypothèse le fait signalé par M. Blanchier dans son intéressant travail : *Recherches expérimentales sur l'action physiologique du salicylate de soude* (Thèse de Paris. 1879, n° 141), à savoir, la présence du salicylate de soude dans les articulations des animaux qu'il avait soumis à l'action de ce sel. Le salicylate de soude, en effet, comme il l'a constaté, passe dans toutes les humeurs de l'économie. Non seulement il l'a trouvé dans tous les vrais produits de sécrétion, mais il en a reconnu la présence dans le suc intestinal (après injection intra-veineuse), dans le liquide céphalo-rachidien et dans la sérosité du péricarde.

cette supériorité sur les autres explications proposées, de s'accorder, sans grands efforts, avec les enseignements divers de la clinique.

En admettant que le salicylate de soude agit d'une façon particulière, élective si l'on veut, sur les éléments anatomiques des synoviales articulaires, nous n'avons pas voulu prétendre que cette localisation de l'influence du médicament était absolument exclusive. Si la médication salicylée guérit rapidement le rhumatisme musculaire aigu, comme différents médecins disent l'avoir vu, il faut bien reconnaître que le salicylate peut agir aussi sur les éléments musculaires ou sur les extrémités périphériques des nerfs musculaires ; si toutefois le rhumatisme musculaire, guéri par le salicylate (certains cas de lumbago, de torticolis, etc.), est bien une affection périphérique. S'il en est ainsi, il n'y a plus qu'une question à discuter, c'est le siège de l'atteinte rhumatismale : faisceaux musculaires, extrémités phériphériques des nerfs moteurs, ou des nerfs sensitifs, afin de déterminer quelle est la substance organisée sur laquelle porte l'action du médicament.

Il n'est pas impossible non plus de se rendre compte des cas, assez rares en somme, dans lesquels des névralgies ont cédé à l'action du salicylate de soude (1). Il se peut, en effet, que dans quelques-uns de ces cas on ait eu à traiter des névralgies produites par des irritations rhumatismales des membranes des centres nerveux : or, le salicylate apaise parfois ces sortes d'irritations. Il se peut aussi que ce sel agisse de la même façon, mais bien plus exceptionnellement, sur les éléments nerveux eux-mêmes, lorsqu'ils sont affectés d'irritation dolorifique. Il n'y a rien, dans ces interprétations, qui puisse fournir une objection bien sérieuse contre notre hypothèse. D'ailleurs, notons encore ici, comme pour le rhumatisme musculaire, que nous n'avons aucune notion précise sur le siège réel de la souffrance organique

(1) M. G Sée a guéri, par le salicylate de soude, un certain nombre de cas de névralgie faciale, dans lesquels les douleurs étaient extrêmement vives et d'ancienne date. J'ai vu, dans un cas de ce genre, le salicylate produire de très bons effets. Les points qui, dans ce cas, restaient douloureux à la pression, même pendant les périodes de calme relatif, pouvaient être comprimés, une fois l'accès aigu terminé, sans excitation de la moindre douleur : il est, toutefois, nécessaire d'ajouter que la névralgie reparaissait au bout de peu de jours, lorsqu'on cessait l'emploi du salicylate.

qui se traduit par les névralgies dites *rhumatismales*, et que nous sommes tout aussi ignorants par rapport au point de départ et au mécanisme d'un bon nombre d'autres névralgies.

Notre hypothèse ne se trouve pas en défaut, lorsqu'il s'agit de rendre compte de l'impuissance du salicylate de soude contre les affections rhumatismales aiguës du cœur, du péricarde, des plèvres. Cette impuissance, bien certainement, tient à la différence entre l'endocarde, le péricarde, les plèvres, d'une part, et les synoviales articulaires, d'autre part, relativement à la constitution physico-chimique de la substance organisée des éléments anatomiques de ces membranes. Le salicylate de soude pénètre sans doute dans les éléments anatomiques des membranes cardiaques et des plèvres, comme dans ceux des membranes synoviales ; mais les modifications qu'il produit dans les premiers ne les mettent pas à l'abri des attaques du rhumatisme aigu, ou ne les aident pas à se débarrasser rapidement de ces attaques s'ils sont déjà envahis.

On explique aussi sans peine, au moyen de cette hypothèse, pourquoi le salicylate de soude produit souvent de bons effets dans le traitement des accès aigus de goutte articulaire. Malgré la différence de nature de la goutte et du rhumatisme, il est permis de supposer que l'altération irritative des éléments des membranes synoviales est à peu près la même, ou au moins peu dissemblable, dans les accès aigus de l'une et de l'autre de ces maladies. S'il en est ainsi, il n'est pas étonnant que l'action du salicylate sur ces altérations puisse être aussi efficace dans une de ces sortes de cas que dans l'autre.

Pour le rhumatisme scarlatineux on peut raisonner de la même manière.

L'hypothèse dont il s'agit est-elle mise en échec par les insuccès du salicylate de soude dans le traitement des exacerbations aiguës du rhumatisme articulaire chronique? Je ne le pense pas. Il est clair que, dans le rhumatisme articulaire chronique, les exacerbations aiguës ou subaiguës se produisent dans des jointures déjà atteintes, et l'on peut supposer que ce sont des éléments anatomiques déjà altérés qui sont affectés d'une recrudescence d'irritation. Evidemment les conditions ne sont plus les mêmes que dans le rhumatisme articulaire aigu. Il y a lieu de tenir compte, en outre, des différences de ténacité, et, jusqu'à un certain point, de nature qui peuvent exister entre l'irritation du rhumatisme articulaire chronique et celle du rhumatisme articulaire aigu ; car, sans cela, on ne pourrait guère expliquer la résistance qu'opposent au salicylate de soude les attaques de rhumatisme articulaire chronique qui portent sur des jointures prises pour la première fois.

Mais, dira-t-on, il paraît y avoir une grande analogie entre les exacerbations aiguës du rhumatisme chronique et les accès aigus d'arthrite goutteuse qui surviennent chez les individus atteints de goutte, et, par consequent, on est entraîné à se demander pourquoi, si la théorie que je propose est exacte, le salicylate agit d'une façon très favorable dans un assez grand nombre de cas d'accès aigus de goutte et échoue dans les cas d'exacerbations aiguës de rhumatisme articulaire chronique. Mais il faut remarquer que l'analogie alléguée est sans doute trompeuse : nous ne savons pas si l'accès goutteux, prenant naissance dans des articulations déjà atteintes, n'attaque pas des éléments anatomiques moins altérés au fond que ceux qui leur correspondent dans les jointures déjà prises chez les malades affectés de rhumatisme articulaire chronique. La réponse à la question posée plus haut est tout entière, ou à peu près, dans les résultats de cette comparaison. La différence de nature des deux affections joue peut-être un rôle dans cette dissemblance d'action du salicylate, mais ce n'est probablement pas le principal. Les éléments anatomiques des synoviales articulaires sont impressionnés plus ou moins facilement par le salicylate de soude, suivant qu'il s'agit de la goutte ou du rhumatisme articulaire chronique. C'est là probablement qu'il faut surtout chercher l'explication de l'efficacité de ce sel dans le traitement des accès aigus de la goutte, et de son impuissance relative contre les exacerbations aiguës du rhumatisme articulaire chronique. Disons d'ailleurs qu'il ne faut pas exagérer cette impuissance : il est rare que le salicylate ne détermine pas un abaissement plus ou moins marqué des douleurs et une amélioration plus ou moins nette de l'état local des jointures, dans ces derniers cas. Mais ce que j'ai vu, c'est que le soulagement n'est pas considérable le plus souvent et qu'il n'est que passager chez la plupart des malades.

Enfin, si l'on ne réussit pas à guérir, ni même, le plus souvent, à soulager le rhumatisme blennorrhagique, à l'aide du salicylate de soude, c'est que les lésions sont différentes, dans cette affection rhumatoïde, de ce qu'elles sont dans le vrai rhumatisme articulaire aigu. On sait que, dans le rhumatisme blennorrhagique, l'inflammation a fréquemment pour siège les gaines des tendons qui entourent les articulations et les tissus fibreux circum-articulaires. Pour ce qui concerne ces sortes de lésions, il est facile de comprendre que les éléments anatomiques des tissus atteints peuvent opposer à l'action du salicylate une résistance particulière que ce sel ne trouve pas dans les éléments anatomiques des synoviales articulaires proprement dites. D'autre part, les modifications produites par la phlegmasie ne sont sans doute pas identiques, sous le rapport soit de la nature, soit de l'intensité, soit de l'une ou de l'autre, dans le rhumatisme articulaire franc et dans l'affection dite *rhumatisme blennorrhagique*, lorsque les jointures sont prises dans l'un et l'autre cas. C'est principalement à la différence qui existe entre les deux maladies, sous ce rapport, qu'il faut attribuer, suivant toute probabilité, les résultats opposés de la médication lorsqu'elle est appliquée, d'un côté, au traitement du rhumatisme articulaire aigu, d'autre part, à celui des véritables arthrites blennorrhagiques. Ce que je dis ici est surtout frappant, lorsqu'il s'agit, dans cette comparaison, de ces rhumatismes blennorrhagiques polyarthritiques aigus, où les synoviales articulaires sont bien réellement prises, et qui offrent de nombreux points de ressemblance avec le rhumatisme articulaire aigu.

En résumé, les effets curatifs du salicylate de soude, employé dans le rhumatisme articulaire aigu, ne s'expliquent, suivant moi, par aucune des hypothèses qui ont été proposées. Ils sont dus à l'action de ce sel sur les éléments anatomiques des tissus articulaires qui sont affectés tout d'abord par la maladie. Ces éléments, par l'incorporation de ce sel, deviennent réfractaires à l'irritation particulière que tend à y provoquer le rhumatisme articulaire aigu. S'ils ne sont pas encore atteints, le rhumatisme aigu, dès que le salicylate de soude les aura suffisamment modifiés, n'aura plus de prise sur eux, dans la plupart des cas. S'ils sont déjà attaqués, l'irritation se calmera avec rapidité. Dès qu'elle aura cessé, les douleurs articulaires s'apaiseront, le gonflement diminuera, et peu de temps après la fièvre s'éteindra.

La maladie, toutefois, ne sera pas sûrement guérie, au moment où toutes ces manifestations se seront évanouies, et cette sorte d'invasion aiguë ou de recrudescence aiguë de la diathèse rhumatismale, qui s'est traduite par le rhumatisme articulaire aigu, ne perd pas immédiatement toute sa puissance pathogénétique, dès que les arthrites et leurs conséquences ont disparu. Ce qui le prouve, c'est la fréquence assez grande des reprises de fluxions articulaires, au bout de peu de jours, si l'on a suspendu le traitement ; c'est encore, et tout aussi nettement, la production d'inflammations du péricarde, de l'endocarde, des plèvres, deux, trois ou quatre jours, ou plus tard encore, après la cessation des arthrites, même lorsque la médication salicylée n'a pas été interrompue jusque-là.

Paris. — Typographie A. HENNUYER, rue d'Arcet, 7.

A LA MÊME LIBRAIRIE

Maladies du système nerveux. Leçons professées à la Faculté de médecine de Paris, par M. VULPIAN, doyen de la Faculté de médecine, membre de l'Institut et de l'Académie de médecine, médecin de l'hôpital de la Charité, etc., etc. Recueillies par le Dr BOURCERET, ancien interne des hôpitaux. Revues par le professeur. *Maladies de la moelle,* 1 vol. gr. in-8° compact. Prix : 16 fr.

Clinique médical de l'hôpital de la Charité, par A. VULPIAN, doyen de la Faculté de médecine, etc. Considérations cliniques et observations par le Dr F. RAYMOND, médecin des hôpitaux. Revues par le professeur. 1 fort vol. in-8° de 950 pages. *Rhumatisme; — Maladies cutanées; — Scrofules; — Maladies du cœur; — de l'aorte et des artères; — de l'appareil digestif; — du foie; — de l'appareil génito-urinaire; — de l'appareil respiratoire; — Maladies générales; — Empoisonnements chroniques; — Syphilis; — Maladies du système nerveux. poisonnements chroniques;* 14 fr.

Traité clinique des maladies de l'enfance, par le Dr CADET DE GASSICOURT, médecin de l'hôpital Sainte-Eugénie. Tome Ier. *Affections du poumon et de la plèvre.* 1 vol. gr. in-8° de 500 pages, avec 78 figures de tracés de température. Prix : 11 fr.

Le tome II de cet ouvrage est sous presse.

Manuel pratique de gynécologie et des maladies des femmes. par le Dr L. DE SINÉTY, membre de la Société de biologie et des Sociétés anatomique et d'anthropologie de Paris. 1 beau vol. in-8° de 850 pages avec 200 figures *originales* dans le texte. Prix : 13 fr.

Traité théorique et pratique de l'art des accouchements, par W.-S. PLAYFAIR, professeur d'obstétrique et de gynécologie à King's College, président de la Société obstétricale de Londres Traduit et annoté sur la 2e édition anglaise (parue en décembre 1878), par le Dr VERMEIL. 1 beau vol. gr. in-8° de 900 pages, avec 200 figures dans le texte Edition entièrement revue par P. Budin, professeur agrégé d'accouchement de la Faculté de médecine de Paris. Prix : 15 fr.

Manuel complet des maladies des voies urinaires et des organes génitaux, par le Dr Gérard DELFAU, ancien interne des hôpitaux de Paris. 1 fort vol. in-18 de 900 pages, avec 150 figures dans le texte. Prix : 10 fr.

Cet ouvrage est divisé en 6 parties, consacrées, la 1re au *Pénis,* la 2e à l'*Urèthre,* la 3e à la *Vessie,* la 4e à la *Prostate,* la 5e à l'*Appareil séminal* et la 6e aux *Reins.*

Manuel pratique de médecine thermale, par le Dr Henri CANDELLÉ, ancien interne des hôpitaux de Paris, membre de la Société d'hydrologie médicale. 1 vol. in-18 jésus de 450 pages, cartonné diamant. Prix : 6 fr.

Manuel clinique de l'analyse des urines, par P. YVON, pharmacien de 1re classe, ancien interne des hôpitaux de Paris. 1 vol. in-12 de 300 pages, cartonné, avec 40 fig. Prix : 5 fr.

Des dyspepsies, par F. RAYMOND, médecin des hôpitaux de Paris. 1 vol. in-8° de 300 pages. Prix : 6 fr.

Manuel de thérapeutique, suivi d'un résumé de thérapeutique infantile, par le Dr A.-B. PAULIER, ancien interne des hôpitaux de Paris. 1 vol. in-18 de 1000 pages. Prix : 10 fr.

Manuel d'hygiène publique et privée et ses applications thérapeutiques, par le Dr A.-B. PAULIER. 1 vol. in-18 de 800 pages. Prix : 8 fr.

Paris. — Typographie A. HENNUYER, rue d'Arcet, 7.

www.ingramcontent.com/pod-product-compliance
Ingram Content Group UK Ltd.
Pitfield, Milton Keynes, MK11 3LW, UK
UKHW021028200726
13857UKWH00004B/1648